'Te 126
123

ESSAI

SUR CERTAINES MODIFICATIONS

DE LA NUTRITION

PENDANT LA GROSSESSE

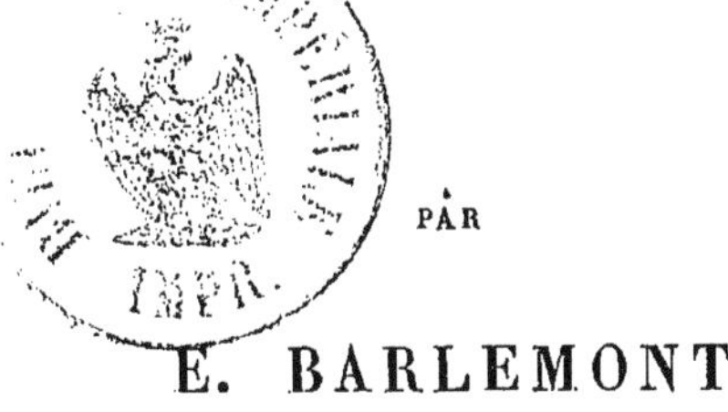

PAR

E. BARLEMONT

DOCTEUR EN MÉDECINE

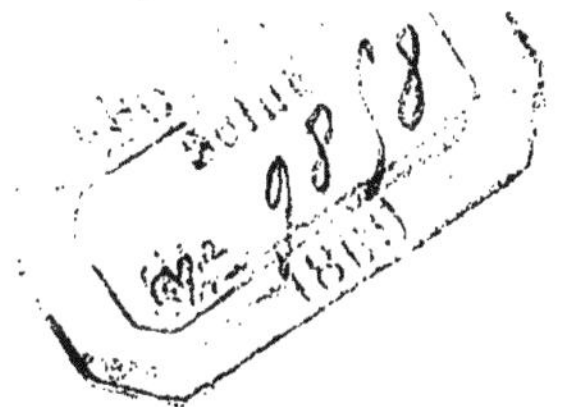

PARIS

COCCOZ, LIBRAIRE-ÉDITEUR

RUE DE L'ÉCOLE-DE-MÉDECINE, 30

1870

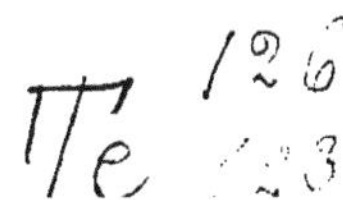

ESSAI

SUR CERTAINES MODIFICATIONS

DE LA NUTRITION

PENDANT LA GROSSESSE

INTRODUCTION

—

Un des états physiologiques qui, dans la constitution de la femme, a fait surtout l'objet de nombreuses études, est assurément la grossesse.

L'importance de cet état, tant au point de vue personnel de la mère qu'au point de vue général de la société, devait tout naturellement exciter la sagacité des savants. Aussi se sont-ils efforcés, dirigeant leurs recherches de ce côté, de découvrir les moyens, soit de faciliter et d'assurer l'œuvre de la nature, soit d'en prévenir et d'en réparer les conséquences quelquefois si graves et si fâcheuses. N'existait-il pas cependant, malgré les travaux multiples et savants, publiés ou connus sur cette matière, un point spécial qui pût être l'objet d'un complément d'études, ou même d'observations et d'analyses nouvelles ? J'ai été porté à le croire par les considérations qui vont suivre.

Au cours de mes études médicales et dans les différents services auxquels je me suis trouvé attaché dans les hôpitaux, j'ai toujours été frappé des altérations à longue portée qu'amène avec elle la grossesse.

Il a été possible à tout praticien de constater, comme moi, chez la femme accouchée, à une époque plus ou moins éloignée de la délivrance, la présence de troubles fonctionnels nombreux et d'altérations organiques souvent graves. Effets pathologiques ayant certainement pour cause unique la parturition.

Qui de nous n'a rencontré ces chloroses, ces anémies, ces névralgies de toutes sortes, ces paralysies, et surtout ces arthrites, dont la marche aiguë et rapide fait reconnaître au chirurgien exercé l'influence d'une grossesse antérieure ; enfin tous ces actes morbides divers avec leur cortége de symptômes propres ? Échos pathologiques retentissants et souvent prolongés que produit après lui cet acte essentiellement physiologique qu'on appelle la grossesse.

Ce sont ces observations qui m'ont conduit, après d'autres personnes sans doute, à rechercher et à analyser, d'une façon particulière, les causes intimes de ces perturbations survenues dans la santé des femmes par le fait de la maternité.

Arriver rationnellement, par l'étude de ces causes, aux moyens de rétablir autant que possible l'harmonie rompue, tel était le but que je me proposais.

Il était au-dessus de mes forces de l'atteindre.

J'ai cherché à accomplir ma tâche en entier, mais le programme que j'avais en vue était trop vaste et je crains de n'en avoir pu embrasser qu'une partie.

Heureux encore, en reconnaissance des doctes leçons que j'ai reçues, d'apporter à la science mon faible tribut et de lui offrir ce travail, comme l'obole du pauvre.

I

CONSIDÉRATIONS GÉNÉRALES

—

L'économie n'est pas et ne saurait être considérée comme un filtre à travers lequel passeraient, simplement, les aliments que nous ingérons.

Il s'y produit, en effet, des phénomènes de combustion, d'oxydation, d'assimilation et de désassimilation dont l'existence, bien que révélée par certains symptômes apparents pour tous, peut néanmoins se trouver, en outre, établie : par les déchets qui se versent dans les humeurs et se manifestent à l'extérieur par les matériaux sécrétés et excrétés.

Par suite des déchets qui entrent dans leur composition, les humeurs de l'économie sont donc le diapason que nous devons faire vibrer pour obtenir la tonalité de l'organisme.

« Chaque impression produit ses déchets variables avec » les tissus, chaque espèce de déchets provoque ses trou- » bles fonctionnels et chaque trouble des fonctions met en

» activité ses émonctoires pour dépurer les humeurs. »
(Chalvet) (1).

C'est par l'analyse de ces liquides, et l'étude de leurs
éléments, qu'on peut arriver à se rendre compte des transformations survenues dans l'être tout entier ou dans telle
ou telle partie de son organisme.

Dès lors l'étude chimique des humeurs nous permet-
tant de reconnaître la nature des déchets, nous pouvons,
prenant pour exemple l'objet de ce travail, constater par
la comparaison de ces déchets chez la femme à l'état physiologique normal et chez la femme grosse, les modifications apportées dans l'organisme de cette dernière.

Déjà dans ces deux états du même être, l'étude chimique du sang a été savamment traitée par des auteurs
éminents. Malgré les précieuses données que nous ont
fournies jusqu'ici ces études approfondies des livres d'hé-
matologie, malgré les analyses souvent répétées des urines
chez les femmes grosses, il m'a paru qu'il pouvait y avoir
d'autres moyens d'investigation et d'observation ; je les
ai cherchés dans l'étude des déchets contenus dans les
produits excrétés.

Et parmi ces excrétions, j'ai dû m'adresser à celle qui
me paraissait devoir offrir le plus de ressources.

L'analyse des produits éliminés par le rein, ce grand
émonctoire général dans lequel se donnent rendez-vous,
pour être rejetées au dehors, les matières azotées et autres substances non volatiles, m'a semblé devoir, plus que
toute autre, fournir des résultats sur lesquels on pût
compter.

(1) *Comptes rendus des séances et Mémoires de la Société de biologie*, t. IV,
4ᵉ série, 1864, p. 157.

Aussi ai-je recherché et dosé, mais dans l'intérêt exclusif de mon sujet, les principaux groupes d'éléments que l'on rencontre dans l'urine.

Par les résultats que m'ont fournis les analyses de ce fluide excrémentitiel chez la femme grosse, comparés à ceux obtenus par la même analyse chez la femme à l'état normal, j'ai pu constater une différence de composition quant à la quantité des déchets. Ces résultats nouveaux, ajoutés à ceux déjà connus sur la composition du sang chez les femmes grosses, m'ont amené à rechercher les causes des modifications que la présence du fœtus amène dans l'organisme de la mère.

C'est par le sang de la mère que sont fournis au fœtus la nourriture et les divers matériaux nécessaires à son développement.

Or nous savons qu'à telle époque de la vie intra-utérine (deuxième et troisième mois par exemple), ce sont les cartilages qui se forment; qu'à tel autre moment (troisième, quatrième et cinquième mois) apparaissent et se développent les points d'ossification, etc.

Il faut donc que, dans chacune de ces phases, le sang nourricier de la mère soit modifié dans sa composition; c'est-à-dire, qu'il puisse fournir au produit de la conception, à telle époque déterminée, les éléments nécessaires à la formation : soit du tissu osseux, soit du tissu musculaire, soit même simultanément de plusieurs tissus, etc.

A quelles sources la mère peut-elle puiser les matériaux qui, modifiés par le travail intime qui s'opère organiquement en elle, donneront au sang les qualités nécessaires au développement de son produit ?

Ou bien elle s'adressera aux produits ingérés (*source extérieure*).

Ou bien elle puisera dans ses organes mêmes les éléments qu'elle doit ajouter à la composition normale de son sang (*source intérieure*).

Examinons séparément chacun de ces deux points.

Et d'abord, lorsqu'il s'agira des produits ingérés, la mère s'adressera-t-elle d'ordinaire à une alimentation spéciale ?

Nous savons tous que le régime alimentaire de la femme varie peu dans les divers états de vacuité ou de gravidité.

L'alimentation, suffisante à l'état normal pour fournir les produits nécessaires au travail constant d'organisation et de désorganisation, deviendra insuffisante, si elle reste la même, lorsqu'il s'agira de fournir en plus grande abondance, à un moment donné, un élément nécessaire au développement du fœtus.

Ce n'est donc pas dans les matières ingérées que nous trouverons d'ordinaire la source de ces divers éléments.

Et si, par hasard, la femme apporte quelques modifications dans son régime, elle le fait sans raisonner, ignorant ce qui peut être utile au fruit qu'elle porte dans son sein.

Elle peut ne pas posséder comme les animaux un instinct qui la dirigera dans le choix des aliments, mais elle a une intelligence qui devrait la guider d'une façon plus raisonnée.

Malheureusement, elle ne sait pas se laisser conduire par elle et suivre la voie qui lui est tracée.

Veut-on, au contraire, admettre que la femme devenue

mère est douée de cet instinct naturel dont nous parlions tout à l'heure, on sera de même forcé de conclure qu'elle ne sait pas le comprendre, et dès lors ni en tenir compte ni y répondre.

Les appétits bizarres et dépravés, les états nerveux spéciaux, les aberrations du goût que nous sommes chaque jour appelés à constater chez la femme grosse, ne seraient-ils pas un appel instinctif de la nature (1) ?

La manifestation de ces désirs, le plus souvent déraisonnables, ne pourrait-elle pas nous permettre de supposer : qu'il existe des besoins ; que l'organisme réclame quelque chose qui lui manque ? La fausse interprétation donnée par la femme à ces exigences de la nature, n'est-elle pas l'explication de ces envies singulières ?

S'il en était ainsi, ce serait au clinicien à analyser la nature de ces exigences et à veiller, *en les rectifiant*, à ce qu'il y soit donné satisfaction.

Et qu'on me permette, pour mieux faire saisir ma pensée, de faire une courte digression et d'entrer pour quelques instants dans le domaine de la physiologie comparée :

Si nous interrogeons nos fermières, qui vivent au milieu de leurs animaux domestiques, qui étudient leurs mœurs et connaissent leurs habitudes; et nos observateurs campagnards, ces chimistes improvisés qui n'ont pour tout réactif que leur gros bon sens, ils nous diront

---

(1) Nous entendons ici par nature, le système des lois qui président à l'existence des choses et à la succession des êtres, *sans personnification aucune de cette expression.*

C'est pour avoir mêlé l'idée de Providence à cette conception, que l'on a provoqué tant de discussions stériles, tout à fait déplacées dans les questions scientifiques.

que, quand arrive le printemps, on peut voir la poule se rapprocher des murailles enduites de mortier, becqueter avec fureur et avaler les petits grains de sable recouverts de chaux.

C'est pour les paysans l'annonce d'une ponte prochaine. Et si nous poussons plus loin nos investigations, ils nous apprendront que ce produit que les poules ingèrent, est destiné à fournir une coque solide pour l'œuf qui sera prochainement pondu ; que si l'on renferme dans une cage un de ces gallinacés, un peu avant l'époque que je signalais, et qu'on évite de joindre à sa nourriture les éléments du tissu calcaire, la ponte s'effectuera, mais le produit sera rendu sans sa coquille solide.

Qu'on me permette de rester un instant encore dans ce champ, si fertile en enseignements pour l'esprit qui observe et raisonne.

Pendant mes études en anatomie comparée et dans les dissections que j'ai faites sur les animaux, sous la direction de mon excellent maître et ami M. le docteur Alix, il m'a été donné d'observer un fait qui, bien qu'en dehors de la grossesse, peut être ici invoqué comme preuve de cet instinct auquel je viens de faire allusion.

L'écrevisse abandonne à chaque printemps sa carapace solide ; il n'est pas rare de rencontrer à cette époque quelques-uns de ces crustacés présenter dans leur enveloppe une mollesse insolite qui tient à l'abandon de l'enveloppe dure.

Cette enveloppe calcaire sera bientôt reproduite, et cette nouvelle formation s'effectuera aux dépens de substances minérales que l'écrevisse accumule *instinctive-*

ment dans son estomac pendant la saison qui précède celle de la mue.

Plusieurs fois il m'a été permis de rencontrer dans l'estomac de ce crustacé ces petits calculs généralement connus sous le nom d'yeux d'écrevisse.

Ils sont composés surtout de principes calcaires qui entrent dans la texture de l'enveloppe, et on les voit diminuer et disparaître à mesure que s'effectue et s'achève la carapace de nouvelle formation.

Ce sont là des faits constants et qui dénotent une fois de plus l'instinct des animaux.

Dans certains cas (en dehors de la grossesse), la femme n'est-elle pas, elle aussi, douée d'un instinct naturel ?

Je m'adresse cette fois à l'observation clinique.

Nous voyons chaque jour chez la femme chlorotique une appétence toute particulière pour les fruits verts. Et en même temps qu'elle manifeste une répugnance marquée pour les viandes en général, elle éprouve un plaisir infini à manger des aliments acidifiés, tels que salade, cornichons, etc.

Quelquefois même elle est, comme la femme enceinte, torturée par des envies singulières, des appétits bizarres et dépravés.

Ainsi, il en est qui éprouvent un vif plaisir à broyer des morceaux de charbon, à manger de la cendre. Pour ma part, il m'a été permis de voir de ces femmes dévorer avidement de la craie, de la magnésie anglaise, etc., etc.

Ces désirs, qui paraissent quelquefois ridicules, ont cependant leur raison d'être. En effet, le caractère principal de la chlorose est une altération du sang, une diminution notable des globules et l'augmentation de la sérosité.

De quoi se compose le globule? Principalement de fer, de potasse et, en outre, de quelques autres produits surtout minéraux. Dans le sérum du même fluide, nous rencontrons la soude, etc.

Il manque donc à la chlorotique des principes minéraux qu'elle recherche instinctivement là où elle doit les rencontrer.

C'est guidée par l'instinct qu'elle demandera aux substances vertes ce qu'elles contiennent en potasse, en même temps qu'elle leur empruntera leurs acides. Le vinaigre qu'elle recherche dans la salade transformera en acétates assimilables ces matières minérales incapables d'être admises en nature dans l'organisme.

C'est donc bien ici l'instinct seul qui, répondant à l'appel de l'organisme, manifeste de cette façon les besoins qu'il ressent. Et si, en clinique, il est d'usage d'exclure ces acides de l'alimentation des chlorotiques, c'est que le médecin a été conduit à reconnaître les désordres que peut amener dans les divers actes de l'organisme en général, et dans la nutrition en particulier, l'emploi exagéré de ces substances; mais pour éviter une exagération, faut-il tomber dans l'excès contraire?

Revenons à notre sujet, et examinons maintenant la seconde hypothèse?

Est-ce dans son organisme même que la femme trouve tout préparés ces matériaux indispensables, ou bien l'organisme est-il contraint d'emprunter ces éléments aux organes et d'opérer sur eux un travail de désorganisation?

Cette dernière hypothèse me semble devoir être l'expression de la vérité.

En effet, dans mes analyses des produits excrétés, si j'ai trouvé une diminution de certains déchets, diminution qui prouve qu'une partie des produits ingérés, non employés à l'état normal, fournissent ici à l'assimilation, je constate, comme on va le voir, la prédominance de certains autres qui existent moins abondants à l'état normal.

Cette augmentation de quantité d'un des éléments éliminés ne peut s'expliquer par l'alimentation, puisque, comme je l'ai dit, elle reste en général la même ; elle ne peut davantage être expliquée par un travail chimique sur ces matériaux ingérés, qui ne peuvent fournir un corps dont ils ne possèdent pas les éléments.

Elle ne peut donc être rationnellement expliquée que par la destruction d'une partie organisée contenue. Les analyses m'en fournissent une preuve. En effet, le travail de désorganisation doit, à une époque donnée de la grossesse, s'effectuer sur les organes contenant dans leur composition l'élément indispensable à ce moment au fœtus. De plus, les autres éléments, inutiles ou devenus impropres au jeune être, ne pouvant plus se maintenir dans l'organisme comme organe constitué, puisqu'il leur manque un élément, doivent être rejetés au dehors.

Or, je trouve dans les produits excrétés des déchets anormaux comme quantité ; l'alimentation ne peut, je l'ai dit plus haut, me rendre compte de ces changements, je ne peux donc rationnellement en rechercher l'origine que dans la dissociation des éléments d'une partie organisée.

II

RECHERCHES ET RÉSULTATS ANALYTIQUES

—

Je dois, avant de publier mes analyses et de commenter les résultats qu'elles m'ont fournis, rendre compte de la façon dont je les ai comprises et exécutées, et indiquer les motifs qui m'ont déterminé à agir ainsi que je l'ai fait.

Elles ont porté sur les urines de vingt femmes enceintes, et à des époques différentes (entre le troisième et le neuvième mois).

Il eût été intéressant, sans aucun doute, d'entreprendre l'étude des déchets au moment où commence la grossesse et de la poursuivre jusqu'à l'accouchement. Mais il est difficile, pour ne pas dire impossible, de rencontrer dans les hôpitaux des femmes bien portantes qui ne soient encore qu'aux premier et second mois de la grossesse.

D'autre part, dans sa première période, cet état physiologique est, chacun le sait, impossible à affirmer ; il

n'existe alors que des présomptions, à peine des probabilités au second mois ; mais pas de signes certains ; le
temps seul peut, apportant son contrôle, permettre d'être
affirmatif. Or, actuellement encore, je ne pourrais raisonner que sur des probabilités, et les analyses que j'aurais pu faire eussent été assurément trop facilement
sujettes à la critique et au doute. Il m'aurait fallu, au
surplus, même pour essayer d'obtenir un résultat, des
recherches dont les longueurs ne m'eussent pas permis
de me livrer immédiatement au présent travail.

J'ai fait choix de sujets sains ne présentant, autant que
possible, aucune diathèse antérieure à la conception ou
acquise depuis la fécondation, ni aucun de ces états pathologiques concomitants qui auraient pu, ici comme
ailleurs, modifier par leur fait la nature des déchets.

Les conditions hygiéniques et alimentaires étaient à
peu près les mêmes pour toutes mes femmes, car toutes
vivaient à l'hôpital et étaient par suite soumises aux
mêmes influences atmosphériques. La nourriture était
aussi sensiblement la même. Dans les hôpitaux, le régime alimentaire (à un même nombre de degrés) ne
varie pas d'un sujet à l'autre.

S'il a pu exister quelques variations dans l'alimentation, elles ont porté sur la quantité des boissons, et j'ai
dans chacune de mes observations noté avec soin la
quantité de liquide ingéré dans les vingt-quatre heures,
c'est-à-dire pendant tout le temps que le sujet collectait
le liquide à analyser. J'ai toujours opéré sur les urines
recueillies dans les vingt-quatre heures.

A chaque miction, l'urine a été versée dans un bocal et
mise à l'abri du contact de l'air. J'avais soin de recueillir

ce liquide avant les garderobes, de telle sorte que j'avais très-exactement la quantité excrétée et rendue pendant le temps que j'ai indiqué.

J'ai recherché et indiqué dans chacune de mes observations : la couleur, l'odeur, la densité et la réaction du mélange. J'ai à chaque fois aussi indiqué la quantité rendue, et je puis le dire à l'avance, la quantité de ce fluide excrémentitiel n'a pas toujours été en rapport avec celle des liquides absorbés.

Je ne me suis point astreint à doser séparément, comme il a toujours été fait jusqu'ici, chacun des produits contenus dans les urines. Ce n'est pas que j'aie l'intention de critiquer ici les analyses faites par des hommes beaucoup plus habiles, plus compétents et surtout plus habitués que moi aux manipulations du laboratoire. Je ne voudrais pas non plus mettre en doute l'exactitude de leurs analyses, au point de vue des procédés qu'ils ont pu employer ; mais ce que je tiens à constater, parce que j'ai cru pouvoir, par la méthode que j'ai employée en éviter les inconvénients, c'est la divergence entre les résultats obtenus par les uns et ceux enregistrés par les autres : divergences qui peuvent bien tenir à des qualités individuelles des sujets ayant servi aux expériences, mais qui, à mon sens, peuvent également trouver leur cause dans la différence des procédés employés.

Dès lors, comment comparer les résultats de deux analyses faites à l'aide d'un mode opératoire différent ?

S'il se glisse une erreur d'un côté, il y a bien peu de chances pour qu'elle se reproduise de même par un autre procédé.... Que m'importe qu'ils soient exacts chacun au point de vue du procédé employé, s'ils ne le sont plus entre eux (1) ! Voilà l'inconvénient auquel je voulais remédier, et je crois y être parvenu, ainsi qu'on va le voir.

J'avoue ici, sans difficulté, que les analyses que je fournis aujourd'hui ne sont pas d'une exactitude mathématique, mais outre qu'elles présentent une approximation bien suffisante pour le but que je me propose, elles m'offrent surtout ce grand avantage de me donner des *résultats comparables.*

Et j'insiste sur ces mots *résultats comparables ;* car s'il existe une erreur provenant du procédé employé, elle se reproduira de même dans toutes les analyses faites par ce procédé, et j'aurai toujours un terme de comparaison suffisamment exact.

Je me suis attaché (guidé dans cette circonstance par mon savant ami le docteur Chalvet) à former certains groupes des produits contenus dans les urines et à les doser en masse : chacun de ces grands groupes contenant toujours les mêmes principes, les variations qu'ils peuvent présenter sont assez sensibles pour qu'il soit possible de les constater facilement, et, dès lors, d'obtenir, sans s'exposer à de grandes erreurs, des résultats qui pussent permettre de tirer des conclusions.

Prenant donc, comme je l'ai dit plus haut, l'urine pour base de mes analyses, j'ai d'abord, comme cela a

---

(1) Ainsi je trouve à propos de l'urée les divergences suivantes :

<pre>
Berzelius............... 30,10
Lehmann................ 32,09
Miller.................. 14,23
Robin.................. de 15 à 23
</pre>

été fait, établi deux grandes divisions, l'eau et les matières solides.

J'ai formé ensuite deux grands groupes de ces matières solides : matières insolubles et matières solubles dans l'alcool absolu. Voilà déjà des données qui me permettront de constater des différences.

Le premier groupe (matières insolubles) contient la masse des matières minérales, puis une certaine quantité de matières organiques insolubles (matières albuminoïdes), sans compter l'acide urique.

J'isole en bloc toutes les matières minérales en brûlant les produits organiques insolubles ; j'ai ainsi le poids des matières minérales et, par différence, le poids des éléments insolubles dans l'alcool.

Puis je dose à part les sulfates, les phosphates, etc.

L'insuffisance de temps et surtout mon inexpérience dans les manipulations m'ont empêché de pouvoir donner les résultats en soude, chaux, magnésie, etc., contenues dans les sulfates, phosphates, carbonates, chlorures, etc. (1).

Le second groupe contient les matières organiques solubles, les matières azotées.

De ce deuxième groupe, j'extrais l'urée comme étant le principe qu'il renferme en plus grande abondance et celui dont les changements doivent être le plus appréciables ; je n'ai pas cru devoir tenter l'isolement de chacun

____

(1) Il est indispensable, pour en arriver à des applications thérapeutiques, de savoir ce que deviennent chacun des déchets minéraux à chaque évolution nouvelle du fœtus (savoir, par exemple, quels sont les changements survenus dans la quantité de magnésie éliminée lorsque le fœtus fait du muscle, etc.).

Aussi je me propose, par une nouvelle série d'analyses, de rechercher plus tard les variations de chacun de ces éléments.

des autres principes (créatine, créatinine, leucine, etc.), auxquels, à l'instar de M. Chalvet, je donnerai le nom de matières extractives solubles (1).

Enfin, j'ai dosé à part, en employant d'autres parties des mêmes urines, le chlore des chlorures et l'acide urique.

C'est par ce même mode d'investigation que j'ai analysé les urines de six femmes en dehors de l'état gravide. J'exposerai d'abord les résultats que j'ai obtenus chez ces femmes normales et qui me serviront de terme de comparaison.

Urines normales. — Moyenne des analyses faites sur six femmes bien portantes, vivant à l'hôpital, ayant à peu près la même alimentation que mes femmes grosses, et étant soumises aux mêmes conditions hygiéniques :

Quantité en 24 heures..........	de 950 à 2300 cc.
Densité.....................	de 1019 à 1020
Réaction....................	acide.

(1) « La première condition de toute analyse quantitative exacte n'est-elle pas de porter sur des corps bien définis à l'avance dans leurs propriétés ?

» Or, on le sait, quelques-uns des éléments dont on aurait à mesurer le poids par les balances sont mal caractérisés même dans leurs quantités, Si l'on ajoute à cette première difficulté le grand nombre de ces principes immédiats, leur quantité pondérable excessivement faible pour la masse du sang sur laquelle on agit, il semble que la réserve sur ce point doive passer pour de la prudence.....

» Il faut savoir attendre que la science soit dotée de nouveaux procédés analytiques pour chercher à résoudre les questions intéressantes qu'il serait peut-être prématuré de soulever avec les moyens actuellement à la disposition des chimistes..... » (Regnauld, Thèse. Paris, 1847.)

Ces remarques judicieuses, émises alors pour certains principes du sang, se trouvent actuellement encore applicables à notre sujet, et les matières que je désigne (extractives solubles) peuvent bien être définies éléments mal caractérisés.

Eau......................	1560,74
Matières solides..............	58,26
Urée.........	18,10
Matières minérales.............	14,60
Extractives solubles............	17,14
Extractives insolubles..........	8,42
Acide urique.................	0,89
Chlore.....................	5,30
Sulfates....................	5,21
Phosphates..................	3,16

Urines de la grossesse. — Grossesse de deux mois et demi :

Troisième mois. — Moyenne de deux sujets primipares :

Quantité en vingt-quatre heures....	3000 cc.
Densité......................	1020
Réaction.....................	acide
Eau........................	1933,7
Matières solides...............	66,3
Urée.......................	14,2
Matières minérales.............	22,8
Extractives solubles............	13,1
Extractives insolubles...........	16,6
Acide urique.................	0,68
Chlore.....................	16,03
Sulfates....................	2,02
Phosphates..................	3,9

Quatrième mois. — Moyenne de quatre sujets :

Quantité en vingt-quatre heures.....	1050 cc.
Densité.....................	1018
Réaction....................	3 acides. 1 alcaline.
Eau	997,2
Matières solides...............	52,8

Urée................................ 16,9
Matières minérales................ 18,8
Extractives solubles............... 10,1
Extractives insolubles.............   6,9

Chlore........................... 10,8
Sulfates..........................   3,6
Phosphates.......................   2,9
Acide urique.....................   0,72

Cinquième mois. — Moyenne de trois sujets :

Quantité en vingt-quatre heures...... 2100 cc.
Densité.............................. 1019
Réaction............................. acide.

Eau................................. 2021,9
Matières solides.....................   58,8

Urée................................ 15,22
Matières minérales.................. 18,71
Extractives solubles................ 12,25
Extractives insolubles.............. 10,72

Chlore.............................. 11,09
Sulfates............................   1,52
Phosphates..........................   2,92
Acide urique........................   0,74

Sixième mois. — Moyenne de deux sujets :

Quantité en vingt-quatre heures...... 1800 cc.
Densité.............................. 1018
Réaction............................. acide ou neutre.

Eau................................. 1758,22
Matières solides.....................   41,77

Urée................................   9,64
Matières minérales.................. 11,82
Extractives solubles................ 10,25
Extractives insolubles..............   9,41

Chlore..............................   8,01
Sulfates............................   1,90
Phosphates..........................   1,25
Acide urique........................   0,54

Septième mois. — Moyenne de deux sujets :

Quantité en vingt-quatre heures	1700 cc.
Densité	1046
Réaction	acide.
Eau	1660,42
Matières solides	39,63
Urée	9,80
Matières minérales	10,71
Extractives solubles	10,62
Extractives insolubles	7,24
Chlore	6,83
Sulfates	2,08
Phosphates	1,22
Acide urique	0,28

Huitième mois. — Moyenne de quatre sujets :

Quantité en vingt-quatre heures	1500 cc.
Densité	1018
Réaction	acide.
Eau	1463,80
Matières solides	36,38
Urée	7,85
Matières minérales	11,03
Extractives solubles	8,30
Extractives insolubles	6,44
Chlore	7,40
Sulfates	2,25
Phosphates	1,08
Acide urique	0,35

Neuvième mois. — Moyenne de trois sujets :

Quantité en vingt-quatre heures	1380 cc.
Densité	1015
Réaction	acide.
Eau	1333,94
Matières solides	44,16

Urée...	8,53
Matières minérales......................	13,77
Extractives solubles....................	10,17
Extractives insolubles.................	10,80
Chlore......................................	8,75
Sulfates...................................	»
Phosphates...............................	»
Acide urique.............................	»

Dans chacune des urines, j'ai recherché le sucre et l'albumine. Il ne m'a pas été donné de rencontrer de sucre, et si j'ai trouvé une ou deux fois de l'albumine, elle existait en de très-faibles proportions.

Je dois à l'obligeance de M. Chalvet les analyses suivantes, inédites, et faites par lui en 1863 à l'hôpital de la Pitié, sur les urines de plusieurs femmes au dernier terme de la grossesse.

N° 27.	Urée..........................	8,400
	Acide urique................	?
	Chlore.......................	7,060
N° 26.	Urée..........................	10,400
	Acide urique................	0,010
	Chlore.......................	?
N° 6.	Urée..........................	9,310
	Acide urique................	0,001
	Chlore.......................	8,360
N° 9.	Urée..........................	7,200
	Acide urique................	0,002
	Chlore.......................	7,210
N° 13.	Urée..........................	7,20
	Acide urique................	0,60
	Chlore.......................	7,76
N° 4.	Urée..........................	3,60
	Acide urique................	0,50
	Chlore.......................	7,25

N° 2. Urée..........................	6,75
Acide urique................	?
Chlore.....................	7,06
N° 12. Urée.......................	8,20
Acide urique................	?
Chlore.....................	6,70
N° 3. Urée........................	4,32
Acide urique................	?
Chlore.....................	?
N° 00. Urée.......................	3,16
Acide urique................	?
Chlore.....................	7,23
N° 13. Urée.......................	9,60
Acide urique................	impondérable.
Chlore.....................	»
N° 11. Urée.......................	7,20
Acide urique................	0,70
Chlore.....................	6,80

Je suis heureux de pouvoir enregistrer ici les résultats trouvés par cet habile chercheur, car bien que ses analyses aient été faites à un autre point de vue que celui qui m'occupe ici, les résultats trouvés par lui à l'aide du procédé opératoire que j'emploie concordent, comme on le voit, avec ceux que j'ai trouvés moi-même.

La première remarque que nous devons faire est celle relative à la densité ; nous constatons qu'elle est en moyenne de 1018, qu'elle ne diffère pas sensiblement de la densité normale.

La réaction est le plus souvent acide ; quelquefois neutre, surtout vers les derniers mois, rarement alcaline.

La quantité des matières solides rendues dans les vingt-quatre heures, rapportée à la quantité d'eau, est, dans les premiers mois de la grossesse, un peu moins forte qu'à l'état normal et va en décroissant insensiblement à mesure qu'on approche du terme (1).

La masse des matières insolubles dans l'alcool (matières minérales, plus matières albuminoïdes) éprouve elle aussi une diminution du troisième au neuvième mois, mais est surtout sensible du cinquième au huitième.

La proportion, dans cette masse, des matières minérales, diminue d'une manière assez notable, surtout du commencement du cinquième mois à la fin du huitième.

Mais à une diminution remarquable et assez considérable des phosphates et des sulfates, nous devons opposer une augmentation dans la quantité des chlorures.

Quant aux matières albuminoïdes (extractives insolubles), pendant les trois, quatre et cinquième mois elles représentent à peu près la moitié du poids des matières minérales; pendant les quatre derniers mois, au contraire, elles en représentent les deux tiers.

Si nous passons à l'examen du second groupe (matières solubles dans l'alcool absolu), nous constatons une diminution progressive très-sensible dans la quantité d'urée excrétée. — La moyenne rendue pendant les quatre derniers mois est de 8^{gr} 6 au lieu de 18 à 20 à l'état normal.

Quant à la masse constituant la deuxième partie de ce second groupe, créatine, créatinine, etc. (extr. solubles),

(1) L'urine des femmes contient plus d'eau, moins de sels et moins d'urée que celle des hommes. Ces différences sont surtout marquées pendant la grossesse. (Lehmann, *Traité de chimie et de physiologie.* Leipzig, 1855.)

elle décroît aussi sensiblement dans les derniers mois de la grossesse.

L'acide urique que l'on pourrait rapprocher de ce second groupe, et dont j'ai fait le dosage à part, se comporte, pendant la gestation, de la même façon que l'urée. Il diminue graduellement des premiers mois au terme final.

Examinons à part chacune de ces modifications, et voyons les conclusions que l'on en peut tirer.

1° Il existe dans l'urine de la femme grosse plus d'eau et moins de matières solides que dans celles des femmes à l'état physiologique normal.

Il devait en être ainsi puisque la femme, sans changer son alimentation, doit fournir à son enfant les matériaux solides nécessaires à son développement.

La quantité d'eau restant la même, la proportion de ce liquide devait naturellement augmenter dans les urines, puisque ces dernières contenaient fatalement moins de matières solides.

De cette proportion différente (eau et matières solides) et de la prépondérance de la partie liquide, devait découler naturellement une diminution dans la densité du produit excrété; aussi voyons-nous cette densité rester au-dessous de la moyenne normale. D'autre part le fœtus en prenant de l'extension réclame plus de matériaux, c'est ainsi que se trouve expliquée cette diminution graduelle dans la masse des déchets solides à mesure que nous nous rapprochons de la délivrance.

2° La masse des matières insolubles dans l'alcool

absolu éprouve une décroissance manifeste du troisième au neuvième mois. De plus, elle éprouve son maximum de diminution du quatrième au huitième mois.

Ces matières insolubles sont constituées en majeure partie de matières minérales.

Or, c'est aux troisième et quatrième mois que chez le fœtus commence l'ossification ; ce sera donc surtout à cette époque de la grossesse qu'il aura besoin de ces sels minéraux, indispensables à la construction de son squelette.

Cette diminution de la quantité des matières minérales dans les urines des femmes grosses a été constatée depuis longtemps ; M. Donné, en 1841 (1), s'exprimait ainsi :

« J'ai constaté par un grand nombre d'expériences que l'urine contient moins d'acides libres, de sulfates et de phosphates de chaux chez les femmes enceintes que dans les conditions ordinaires ; et cela devait être, une partie de ces éléments étant employée à constituer le nouvel être, à former ses os et ses autres organes. »

Et, après lui, M. Lehmann (2) :

« L'urine des enfants très-jeunes et des femmes enceintes contient souvent fort peu de phosphate de chaux ; chez cette dernière, notamment du sixième au huitième mois, elle en renferme parfois si peu qu'il est impossible d'y constater la présence de la chaux. »

Cette partie de matières minérales, que nous ne rencontrons plus dans les urines de la mère, est bien cer-

(1) Donné, *Composition de l'urine dans la grossesse* (*Acàd. des sciences,* 1841, t. XII, p. 954).
(2) Lehmann, *Traité de chimie et de physiologie.* Leipzig, 1853.

tainement fournie au fœtus, mais elle ne fait que *contri-*
buer à son développement.

De son absence comme déchet, nous ne pouvons pas
conclure qu'il y a de la part de la femme et à son profit
une plus grande assimilation qu'à l'état normal, et lorsque
j'en arriverai à l'examen des modifications apportées
dans le sang de la mère il me sera possible, je crois, d'en
fournir la preuve.

Comme le dit M. Donné (dans le passage que je viens
de citer), ces éléments qui font défaut dans l'urine sont
bien destinés à constituer le nouvel être et à former ses
os et ses autres organes. Mais ces déchets qui ne passent
plus dans les urines sont-ils les seuls éléments fournis au
fœtus?

Cette question qui sera discutée plus tard, quand je
traiterai de l'insuffisance pour la femme grosse de l'alimentation ordinaire, doit être, je crois, résolue par la
négative.

3° La proportion des chlorures est augmentée. A quoi
peut tenir la plus grande abondance de ces produits alors
que la quantité des autres déchets est moindre?

Je trouve encore dans M. Lehman (1):

« Les nitrates, chlorates, carbonates alcalins, les *chlo-*
rures et les iodures de potassium et de sodium passent
sans altération dans les urines parce qu'ils se dissolvent
aisément dans l'eau et ne forment avec aucun des principes immédiats du corps des composés insolubles et ne
sont ni facilement oxydables, ni aisément décompo-
sables. »

____

(1) Lehmann, *ouvr. cité.*

En nous en rapportant strictement à cette phrase de l'éminent chimiste, nous pouvons comprendre pourquoi les chlorures n'ont pas diminué dans les urines, mais elle ne nous donne pas l'explication de l'augmentation de ces chlorures.

Pourquoi augmentent-ils ? n'entrent-ils pas pour quelque chose dans la structure du nouvel être ?

Parmi les éléments qui constituent ses organes, ces produits se rencontrent en assez grande abondance ; le liquide amniotique lui-même en renferme d'assez grandes proportions. Le passage de l'eau de ce fluide dans les urines de la mère peut bien nous aider à comprendre cette augmentation, mais le fœtus n'est ici qu'un parasite qui ne peut former de toutes pièces des éléments qu'il n'a pas reçus du sang de sa mère.

Ce n'est pas non plus le régime alimentaire de la femme qui peut nous fournir l'explication de ce fait !

Or, comme la femme fournit ce produit à son enfant et qu'elle ne le reçoit pas de l'extérieur par une alimentation qui reste la même qu'à l'état normal, il faut donc qu'elle le puise en elle; *elle subit une désorganisation moléculaire.*

Et cette autophagie a pour but de donner à l'enfant ce qui lui est nécessaire à un moment donné, les éléments qui le constituent. La partie de l'organisme atteint met en liberté des chlorures qui profiteront de leur solubilité pour passer en partie dans les urines et venir augmenter ainsi la quantité normale de ce déchet.

Passons en revue les changements survenus dans notre second groupe (matières solubles dans l'alcool absolu) et prenons tout d'abord l'urée qui, je l'ai dit, est de beaucoup le plus important des principes solubles de l'urine.

L'urée diminue graduellement et d'une façon très-appréciable.

La désassimilation des matières protéiques et albuminoïdes diminue dans l'organisme.

«..... Il arrive souvent qu'une partie des principes azotés des aliments reste dans le corps, et concourt à la formation des cellules et des tissus ; en pareil cas, l'urine renferme encore moins d'urée qu'on aurait pu le penser d'après la quantité des aliments azotés (1). »

Dans le cas qui nous occupe, la femme n'a-t-elle pas, outre l'assimilation ordinaire, outre la réparation propre à son organisme, des produits à transmettre à son enfant? Les substances qu'elle ingère fournissent leur contingent au nouvel être, et par suite ne produisent plus autant d'urée.

Et cette urée elle-même ne doit plus être nécessaire en aussi grande abondance qu'à l'état normal, car si *un excès d'urée favorise l'élimination des déchets accumulés dans le sang* (2), lorsque ces déchets viendront à être moins abondants, ils n'auront plus besoin d'une aussi grande quantité de ce diurétique naturel pour être éliminés dans les urines.

Or, nous avons vu dans notre premier groupe que les matières insolubles devenues impropres à l'entretien des deux êtres (la mère et son produit) étaient moins abondantes qu'à l'état normal, une moins grande quantité d'urée devait être suffisante à leur élimination.

(1) Chalvet, *ouvr. cité.*
(2) Idem.

L'urée n'est plus nécessaire en aussi grande quantité.

Je puis ajouter en outre, à priori, que l'urée a dû diminuer dans le sang dans les mêmes proportions que dans le liquide rénal.

« ... Un nombre considérable d'analyses m'ont permis de découvrir un rapport à peu près constant entre le chiffre de l'urée retenue dans le sang, et celui de ce même produit éliminé par les reins. Ce rapport est exprimé en centièmes, c'est-à-dire qu'il y a en moyenne autant de centigrammes d'urée dans 1000 grammes de sang que de grammes de ce même déchet dans 1000 gr. d'urine. Cette relation existe à l'état morbide comme à l'état sain. Dans ce dernier état, en effet, j'ai trouvé pour moyenne 0,18 d'urée pour 1000 de sang, et 18 grammes d'urée pour la même quantité d'urine (1).

De plus encore, mais je n'émets ceci que comme une simple vue de l'esprit, la femme n'emmagasinerait-elle pas aux dépens des matières destinées à produire l'urée, un produit azoté nouveau, mais inconnu jusqu'à ce jour, destiné à la formation du lait qu'elle devra procurer à son enfant après l'accouchement? »

(1) Chalvet, *ouvr. cité.*

III

MODIFICATIONS DU SANG (1)

—

Voyons maintenant, d'après les auteurs qui se sont occupés de la question, quelles sont les transformations par lesquelles passe le sang pendant la grossesse.

Je passerai rapidement en revue chacun des principaux éléments constituants de ce milieu dans lequel s'accomplissent les phénomènes essentiels de la nutrition.

Je signalerai les changements survenus dans chacun d'eux, et m'efforcerai de montrer les rapports qui peuvent exister entre ces modifications et celles que j'ai rencontrées dans les urines.

De tous les éléments constituants du sang, les plus importants sont l'eau, les globules et les matières minérales, la fibrine et l'albumine.

---

(1) C'est aux travaux de MM. Andral et Gavarret, Becquerel et Rodier, et enfin à la thèse de M. Regnauld, que j'ai emprunté les résultats que je transcris ici.

Je prends à part chacun d'eux ; et d'abord que devient l'*eau ?*

1° Pendant la gestation la quantité d'eau augmente dans d'assez fortes proportions. C'est sans doute à cet accroissement que sont dues, en partie, et la réplétion de tout le système vasculaire et la suractivité de la circulation générale, qui faisaient autrefois considérer comme pléthoriques les femmes anémiées par la grossesse.

Cette hypothèse peut, je crois, être facilement admise, surtout si l'on ajoute à cette augmentation de l'eau les transformations que subissent les autres éléments du sang.

(Cette eau, proportionnellement plus abondante, n'est-elle pas un véhicule commode dans lequel pourraient se dissoudre facilement nos chlorures, plus abondants comme déchets dans les urines et dont nous trouverons peut-être l'origine dans les modifications que subissent les globules ?)

2° Globules et matières minérales.

Si l'on admet, avec Andral et Gavarret, que le chiffre normal des globules est de 127 en moyenne, ou de 125 d'après Becquerel et Rodier, il sera aisé de voir que l'on a, chez la femme grosse, une moyenne bien inférieure à la moyenne physiologique.

Ainsi, d'après les analyses faites jusqu'à présent et surtout d'après le tableau que donne M. Regnauld dans sa thèse inaugurale, on voit que la proportion des globules varie entre 127 et 116 pendant les cinq premiers mois de la grossesse, et entre 115 et 90 pendant la seconde période, et qu'elle décroît surtout à la fin de la gestation.

A quoi tient cette déglobulisation ?

L'alimentation de la femme n'a pas varié, elle est en général la même après qu'avant la conception, elle ingère donc les mêmes matériaux et dans les mêmes proportions.

La menstruation est supprimée. Cette cause d'affaiblissement qui se produit à l'état physiologique normal n'existe donc plus.

Si l'on s'en tenait à ces deux faits seulement, il serait au moins logique, en constatant l'appauvrissement du sang, de conclure à une désassimilation plus considérable qu'à l'état normal.

Il n'en est rien cependant, car si l'on veut bien se reporter à ce que j'ait dit plus haut, page 32, à savoir : que les déchets en matières minérales diminuent dans les produits excrétés, on serait porté à une conclusion contraire et à croire à une assimilation plus énergique.

Mais j'ai dit aussi que ces produits minéraux, fournis par la nutrition en aussi grandes proportions qu'à l'état normal et que la femme n'élimine plus pendant la gestation, ne sont pas fixés à son profit. La femme brûle cependant, mais elle brûle pour un autre ; ces éléments rendus assimilables par la mère sont fournis au fœtus pour contribuer à son développement.

J'ai fait pressentir aussi que ces matériaux ne sont pas *les seuls absorbés* par l'enfant, et qu'il doit exister pour lui une autre source d'alimentation que les produits ingérés par la mère.

De cette déglobulisation prouvée par l'analyse et d'après les motifs que je viens d'énumérer, je suis en droit de conclure à la destruction organique de la mère au profit de l'enfant.

De plus, nous savons tous que les organes ne peuvent fonctionner sans s'altérer. Or, le sang (*cet intermédiaire où aboutit et ce qui va être employé et ce qui a été employé*) (1), et par suite les globules, sont nécessaires pour entretenir l'intégrité des fonctions; si donc ils sont en moins grande quantité, ils ne fournissent plus aux organes ce qui leur est indispensable. Ils se détruisent moléculairement d'une façon constante, comme à l'état normal; s'ils ne sont plus réparés, ils s'affaiblissent et deviennent par ce seul fait une des causes éloignées des désordres organiques (suites de grossesse), que je n'ai fait qu'énumérer au commencement de ce travail (2).

La prédominance des chlorures dans les déchets ne peut-elle trouver ici son explication, par l'abandon de ce produit par les autres matériaux constituants du sang, alors que ces autres matériaux sont modifiés pour être servis au fœtus.

Comment se comporte la fibrine ?

Cet élément du sang qui présente chez la femme à l'état normal une moyenne de 2,2, d'après MM. A. Becquerel et Rodier, augmente d'une façon constante pen-

(1) Longet, *Traité de physiologie*, p. 1061.

(2) L'ostéomalacie ne serait-elle pas l'effet de cette désorganisation moléculaire, l'exagération de cet acte, son passage à l'état pathologique ?

J'aurais considéré comme une bonne chance de pouvoir rencontrer, depuis que mes études se sont portées vers le sujet qui m'occupe aujourd'hui, un de ces cas heureusement rares de déformation par ramollissement du squelette.— Il m'eût paru intéressant de constater par moi-même, dans les urines de ces sujets, les déchets minéraux qu'elles peuvent contenir, et je sais, par les analyses qu'en ont fournies les auteurs, que l'on y rencontre une plus grande quantité de substances calcaires.

dant la grossesse, et vers les derniers mois atteint un chiffre presque double (4,3 comme moyenne du neuvième mois).

« Ne peut-on pas attribuer la prédominance de l'élément fibrinaire dans le sang des femmes enceintes à la nécessité de cette substance pour satisfaire aux exigences de la force organisatrice temporaire qui préside aux dispositions nouvelles indispensables à l'accomplissement de la fonction (1)? »

Cette prédominance de la fibrine, à une époque où apparaissent dans les cartilages fœtaux des points d'ossification, et à une époque plus avancée encore où cette ossification a pris un plus grand développement, ne pourrait-elle pas être aussi expliquée par la désassimilation fœtale des tissus cartilagineux?

Cette fibrine ne pourrait-elle pas être, à travers les membranes amniotiques, versée comme déchet fœtal dans le sang de la mère? Cette manière de résoudre la question me semble rationnelle, sinon vraie.

Quoi qu'il en soit de l'origine de cette fibrine surajoutée à la quantité normale, elle n'en est pas moins une cause prochaine de désordres graves. Et toute cause occasionnelle insuffisante pour déterminer une inflammation à l'état normal, devient assez énergique pour en produire une pendant la gestation et même à la suite de l'accouchement (cette prédominance de la fibrine persistant encore après la délivrance).

Albumine :

. « En général le sang est riche en albumine chez les

(1) Regnauld. Thèse. 1847, p. 10.

personnes d'une constitution vigoureuse dont la digestion s'accomplit bien, et en offre moins chez les personnes qui sont mal nourries ou qui sont d'une faible complexion. Enfin, chez les femmes affaiblies par les progrès de la gestation, cette *matière diminue* aussi un peu (1) ».

Si nous consultons le tableau de M. Regnauld, nous constatons en effet une diminution de cet élément dans le sang des femmes grosses, et le minimum se rencontre surtout vers les derniers mois.

Ainsi, le total moyen normal étant pour les femmes de 70,5, on le voit à la fin de la grossesse descendre jusqu'à 64,4.

Y aurait-il une relation à établir entre cette diminution de l'albumine du sang et la présence de cet élément dans les urines de certaines femmes enceintes?

(1) Milne Edwards, *Leçons sur la physiologie*, etc., t. I, p. 276.

IV

CONCLUSIONS

—

Mon but était, je l'ai dit en commençant, de rechercher *les causes intimes* des perturbations qui surviennent dans la santé de la femme devenue mère, et de trouver les moyens propres à combattre ces causes.

Ce but est, je l'avoue, loin d'être atteint, et de nouvelles recherches me seront nécessaires pour arriver plus tard à compléter ma tâche; mais de tous les faits que je viens d'exposer dans le présent travail et des considérations auxquelles ils ont donné lieu, je crois pouvoir conclure :

1° *Que la femme se désorganise moléculairement, pour fournir à son produit une partie des éléments nécessaires au développement de ce dernier ;*

2° *Que cette désassimilation maternelle, au profit de l'enfant, s'effectue parce que l'alimentation ordinaire, suffisante pour la femme à l'état de vacuité, ne peut fournir pendant l'époque gravide, ce qui est nécessaire à la fois aux deux êtres ;*

3° *Que cette désorganisation pourrait bien être la cause éloignée d'un certain nombre de ces états pathologiques (suites de grossesse) que je n'ai fait qu'énumérer plus haut ;*

4° *Que la connaissance de ces causes doit nous conduire à reconnaître l'utilité d'une hygiène spéciale pour la femme grosse.*

Nous devons, avant tout, nous opposer à la destruction moléculaire de ses organes.

L'état de son sang, sa pauvreté en globules doit nous

rendre sobres d'émissions sanguines. Cette déglobulisation nous autorise, dans certains cas, à employer les ferrugineux.

Enfin, c'est à nous de la diriger dans son alimentation.

Il sera utile, pour éviter l'autophagie, de joindre à l'alimentation ordinaire quelques-uns des produits nécessaires au développement du fœtus.

Quels seront ces produits?

Dans quelles proportions et de quelle façon seront-ils administrés?

Devra-t-on avoir recours aux préparations pharmaceutiques et donner à la mère des sels minéraux (tels que, par exemple, du phosphate de chaux, lorsque apparaissent chez l'enfant les points d'ossification et à l'époque où s'effectue la formation du squelette)?

Ou bien suffira-t-il de joindre au régime ordinaire des aliments qui renferment dans leur composition ces substances mêmes ou les éléments qui les composent?

Je n'en sais rien encore; mes analyses étant, pour le moment, trop incomplètes pour me fournir les renseignements nécessaires.

De nouvelles analyses, dirigées dans ce sens, me permettront peut-être de résoudre plus tard ces questions.

Et si alors, à l'aide de ces moyens, nous ne parvenons pas à faire disparaître complétement ces causes éloignées, nous arriverons au moins, je crois, à les atténuer.

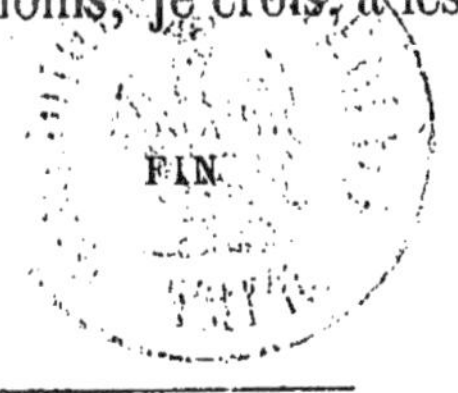

FIN

Paris. — Imprimerie de E. MARTINET, rue Mignon, 2.